YOGA
PARA PRINCIPIANTES

YOGA PARA PRINCIPIANTES

Editorial Época, S.A. de C.V.
Emperadores No. 185
Col. Portales
03300 México, D.F.

Yoga para principiantes

© Derechos reservados 2005
© Por Editorial Época, S.A. de C.V.
Emperadores No. 185
Col. Portales
03300-México, D.F.
E-mail: edesa2004@prodigy.net.mx
www.editorialepoca.com.mx
Tels. 56 04 90 72
      56 04 90 46

ISBN-970627395-9

Impreso en México - *Printed in Mexico*

Introducción

Vivir en un mundo tan agitado, lleno de variedades y cambios, nos convierte en presa fácil del estrés y el mal humor, sin contar que el trabajo diario muchas veces nos impide realizar ejercicios que beneficien la formación de nuestro cuerpo; por ello, nos hemos visto en la necesidad de acercarnos a técnicas milenarias que nos permiten liberarnos de ambas cosas, al mismo tiempo que nos proporcionan la posibilidad de tener un cuerpo bello y moldeado.

Tal es el caso del yoga, que no es más que la técnica de unión entre el cuerpo y la mente; la cual, lejos de agotarnos y volverse monótona, nos brinda toda una gama de ejercicios que nos mantienen en forma sin la necesidad de forzar nuestro cuerpo y que podemos practicar de una manera sencilla y en muy corto tiempo.

El yoga para principiantes, nos permite tener un conocimiento amplio de todas las posturas yóguicas, ya que contiene cada una de ellas con la ilustración adecuada que nos servirá de guía, además de brindarnos los mejores consejos para llevar a cabo una sesión relajante que nos permitirá conservar nuestro cuerpo en forma, sin olvidarse de la alimentación, que es básica para cualquier organismo sano; verá que en menos de tres meses usted gozará de una figura estilizada y joven.

¿Qué es el yoga?

La **palabra** yoga proviene del sánscrito y significa "yugo", "unión". Es uno de los seis sistemas filosóficos indios. El yoga se puede describir como un sistema de formación humana total, que tiene como fin el control del cuerpo y de las energías vitales, con miras a eliminar obstáculos físicos a las energías espirituales; que busca la unión con el absoluto por medio del control de la mente y del cuerpo.

El yoga es una ciencia que enseña cómo despertar nuestras fuerzas latentes y cómo acelerar el proceso de la evolución humana; busca la plenitud y armonía de cualidades, dando más importancia a la parte ideológica y psíquica, que a la parte somática y corporal.

Se define también al yoga como "la gimnasia inmóvil" y se le ha calificado como la "ciencia del vivir". La mística del yoga tiene dos partes: El yama y el niyama.

El yama

Nombre sánscrito, indica la abstinencia. Tiene como objetivo predisponer al hombre todo para la ascensión, despojándole del lastre mundano que le impide volar libremente. Se compone fundamentalmente de cuatro virtudes, que el yoga clásico concibe y presenta como cuatro renuncias. Estas partes son:

- Ahimsa (no violencia, la liberación del corazón de todo tipo de odio).
- Satyan (veracidad, liberación de la mente).
- Brachmachaya (castidad, liberación del cuerpo sin sensualidad).
- Asteya (pobreza, liberación de afecto sin peso de tierra).

El Niyama

Es la parte positiva, la mística del yoga; está integrado por virtudes que engrandecen al hombre. Se consideran cinco virtudes que son:

- Saucham (pureza, limpieza total del hombre interna y externamente).
- Santosa (satisfacción, felicidad, gozo que brota de un estado positivo de indiferencia).
- Tapas (austeridad, superación de las apetencias, rectitud, voluntad).
- Svadhyaya (conocimiento, reflexión yóguica, meditación, conocimiento propio y de Dios).
- Ishavara-Pranidhana (abandono, entrega absoluta a Dios, vivir en el amor para el amor).

El yama y el niyama, mística del yoga, es algo importante para la reintegración total del alma y del cuerpo.

Los caminos del yoga

El yoga, como ya lo mencionamos, proviene de la palabra sánscrita que significa "unir"; se ha desarrollado por diversos caminos a través de los siglos. La rama más conocida en occidente es el yoga hatha, considerada la forma básica en la que el poder de la mente se usa para controlar el cuerpo. El yoga karma enseña la acción desinteresada; el yoga jnana usa el intelecto para negar la sumisión al mundo material; el yoga bhakti se enfoca en la devoción y el amor; el yoga kundalini aspira a la conquista de la energía cósmica; y el yoga jastra busca transformar y sublimar la energía sexual.

Considerando el más importante de todos el yoga raja, acentúa el desarrollo de la mente a través de la concentración y la meditación, abarca ocho niveles de logros. En las dos primeras etapas, el yama y el niyama, el individuo adopta estrictos preceptos de altruismo, limpieza y conducta moral. Las posturas físicas de la siguiente etapa, la asana, enseñan el control de la mente por el cuerpo. En la cuarta etapa, el aspirante a yogui aprende la técnica respiratoria del Pranayama, cuyo fin es controlar el prana, la energía que vitaliza al cuerpo. En la quinta etapa, el pratyahara, se desarrolla la introspección y el alejamiento de las distracciones exteriores, y la sexta, el dharana, es la concentración total en una idea u objeto.

Con la séptima etapa, el dhyana, el aspirante alcanza la meditación en sí mismo y se prepara para un estado superior de conciencia. Un modo de alcanzarla es repitiendo un mantra o fórmula mística. Se cree que las vibraciones de los mantras actúan sobre los siete chakras, los vórtices de la energía física, situados por toda la columna vertebral y que facetan ciertas partes del sistema nervioso. Un chakra en la base de la espina dorsal es el asiento del kundalini, un sutil centro de energía considerado una serpiente enroscada y dormida. Cuando se despierta a kundalini mediante la meditación, se desenrosca y accede a través de los otros chakras, hasta llegar al chakra sahasrara, en la parte superior de la cabeza. En esta última etapa, samadhi, el ser individual se disuelve y el aspirante aprende que la mente tiene un estado superior de existencia más allá de la razón; un estado hiperconsciente donde no hay sentido del "Yo" y sin embargo la mente trabaja libre de inquietudes, deseos, propósitos y del cuerpo.

Sabios y profetas que han alcanzado el punto samadhi suelen dedicarse a compartir sus experiencias. Algunos opinan que las técnicas del yoga aumentan los poderes físicos o siddhis, y permiten que se realicen hazañas como la telepatía, la clarividencia, la levitación y la invisibilidad. Pero los sabios aseguran que los siddhis son logros marginales que incluso pueden interferir en el camino hacia la finalidad de armonía interior e iluminación.

Historia del yoga

Cuando la cardióloga francesa Thérese Brosse investigó a varios practicantes de yoga en 1935, comprobó que podían variar las funciones corporales que no suelen suponer esfuerzo consciente; podían alterar las contracciones intestinales, o reducir los latidos del corazón o la respiración, de modo que parecían estar muertos. Esas hazañas son una forma extrema del autocontrol que puede adquirirse con el yoga. Esta antigua disciplina hindú es un sistema de ejercicios mentales y físicos que intenta unir el alma del individuo con una conciencia más elevada, o espíritu universal.

El yoga pudo haberse originado en el valle del Indo, en Pakistán, hace 5 000 años. Las referencias más tempranas de la doctrina yoga aparecen en los vedas, el primero de los textos sagrados del hinduísmo, que data de entre 1 500 y 1 200 a.C. Los upanishdas, escritos entre el 500 y el 800 a.C. y basados en los vedas, contienen introspecciones más profundas sobre la teoría y la práctica del yoga clásico. En el siglo II a.C., el filósofo indio Patanjali sistematizó la base de la filosofía yoga en el yoga sutra.

El yoga en Occidente ha tomado peculiaridades propias. La hiperactividad de un organismo llega a destruirlo;

ésta es la base de todos sus ejercicios, que huyen siempre del esfuerzo y buscan la reintegración por la armonía.

Esto se consigue con ejercicios no violentos ni fatigosos. Ejercicios que no consuman energía ni ocasionen cambios de presión en el sistema arterial, con una templada regulación del sistema nervioso.

Solamente es posible rendir al máximo cuando el cuerpo funciona perfectamente, sin ser obstáculo al espíritu para que desarrolle también sus propias capacidades. Según los medios que se emplean para llegar a este fin, el yoga recibe diversas denominaciones. Las más importantes son las tres que señaló el maestro hindú Siddeswarananda y que se refieren directamente al sentimiento, a la inteligencia y a la voluntad.

1. Hatha-yoga: El yoga de la voluntad, del cuerpo. Trata del cuerpo físico y su gobierno, salud, bienestar, control, dominio y plenitud.
2. Gnana-yoga: Se refiere a la sabiduría, a la inteligencia y a la reflexión. Su campo es el conocimiento abstracto de los magnos problemas de la vida y de los enigmas de universo.
3. Bhakti-yoga: Yoga del amor, camino de la devoción y del sentimiento propio, de temperamentos filantrópicos, idealistas y en su perfección se remonta al amor de Dios, busca su visión intuitiva y vive centrado en la afectividad amorosa.

Sobre la base de estas tres clases, hay algunas más que tienen sus propios matices. Karma-yoga, Tantra-yoga, Mantra-yoga, etcétera.

Los elementos del yoga

El secreto de esta técnica reside en la armonía de los tres elementos que van siempre juntos. Existen ciertas indicaciones que se deben tomar en cuenta antes de iniciar cualquier sesión de yoga, que son:

1. Procure hacer la rutina en un lugar cerca de una ventana, la cual debe estar siempre abierta, a menos que haga demasiado aire o frío.
2. Extienda sobre el suelo una manta sobre la cual se harán los ejercicios. Si lo prefiere, puede adquirir una manta de las que comercializan en las tiendas, ya que son muy cómodas y de buen tamaño.
3. Los ejercicios se deben hacer con ropa holgada, de preferencia pantalón y sudadera de felpa lo suficientemente cómodos como para permitirnos realizar todas las posturas. Los colores que se recomiendan son el azul y el verde.
4. El yoga exige discreción, sentido de equilibrio y mesura.
5. Debe buscar un lugar retirado para realizar los ejercicios, y procure olvidarse de todas las preocupaciones.
6. Puede iniciar con una sesión diaria de media hora.
7. Pero le recomendamos asignar una hora fija para los ejercicios, la cual no se debe cambiar a no ser

por motivos muy importantes, ya que esto lo habituará a la constancia.

8. La mejor hora para practicar los ejercicios es a mediodía, antes de la comida, o a media tarde.

9. Si padece algún trastorno cardiaco, pulmonar o nervioso, no debe practicar el yoga a menos que el médico lo recomiende.

Además de estos pequeños consejos, debe tomar en cuenta que el yoga exige constancia e interés en practicarlo. También nos exige buena fe hacia todo el mundo y una fuerte resolución moral para aprender a progresar.

Con el yoga aprenderá a dominar simultáneamente muchos frentes de interés sin que la intensidad de uno desenfoque el interés por el otro. Recuerde: el yoga no sólo proporciona un cuerpo sano, sino también una mente equilibrada que no se deja abatir, lo que significa en palabras sencillas y comunes, que éste (el yoga) comprende ejercicios de autodominio, control, calma y paciencia, los cuales potenciarán en nosotros la atención e incrementarán la concentración. Nos dará un regular funcionamiento de los órganos digestivos y vegetativos, un perfecto equilibrio en el sistema nervioso, un sereno y normal funcionamiento del sistema endocrino u hormonal, una flexibilidad y fortaleza mayor en los músculos y una dócil elasticidad en las articulaciones. El yoga será el mejor modo de eliminar el cansancio físico y toda tensión psíquica. Usted permanecerá joven y en pleno vigor.

Psicológicamente nos hará más libres de hábitos perjudiciales, fobias, complejos e ilógicos temores. Nada hay más débil que el hombre internamente dividido. El yoga le dará la unidad en una integración de todas sus potencias humanas.

La concentración es uno de los elementos esenciales del yoga, aunque es difícil conseguir, es fruto mucho más de reflexión, del pensamiento, que de unos ejercicios numerables. Sin embargo, existen tres escalas a la concentración.

Concentrarse es como recapitular y hacer gravitar todas las corrientes de influencias anímicas sobre el núcleo del alma. Es ensamblar tan perfectamente todas las potencias del alma que actúen sincronizadas.

Por el contrario, la dispersión es cuando el ser está dividido dentro de sí; aquel que no domina ni es capaz de unificar las múltiples apetencias dispares de su corazón. Para evitar la dispersión, debemos seguir las tres escalas de concentración que son:

- Atención.
- Abstracción.
- Unificación.

Atención

Es fácil constatar que cuando una persona está cansada es menos capaz de poner atención, la actividad del alma es menos tensa y está como lejana o dormida. En estos días de agotamiento, nuestra atención pierde fuerza y se nos escapan mil detalles aunque hayan estado muy patentes ante nosotros.

El yogui debe fomentar la atención consciente evitando los estados de semiinconciencia. Un buen ejercicio habitual para conseguir esta atención, es el de contemplar las cosas detenidamente. También a los sonidos; éstos pueden ser de los pájaros, el teléfono, las olas de mar, etc.

Y aún en el mismo silencio, si sabemos escuchar, percibiremos infinitos sonidos que suelen pasar desapercibidos para el hombre que vive disperso.

Todos estos ejercicios, que pueden hacerse en cualquier momento y en infinidad de sitios, reeducarán nuestra atención dispersa.

Abstracción

Es dar un paso más de profundidad a la atención; es decir, ir más allá de la simple atención, porque ésta asimila todos los datos, y la abstracción los recopila; es la separación ficticia que hace la mente entre una propiedad y la totalidad del ser que la posee.

Gracias a la abstracción podemos progresar en el conocimiento y formar nuevos conceptos. Podemos ejercitarnos en la abstracción contemplando dibujos semejantes con algunas variantes o errores. En el hecho de buscar esas variantes estamos ejercitando la abstracción.

Abstraerse es dominar de tal modo nuestra sensibilidad que podamos prescindir, de un modo despótico, de todo lo que no nos interesa por el momento. La abstracción tiene como base la atención inteligente y la fuerza de voluntad para ser dueño de sí mismo, empezando por ser dominador de usted mismo.

Unificación

Es la cumbre de la concentración. En la unificación se da una resonancia plena de todas las cosas que gravitan sobre un punto "nuestra conciencia". El hombre unificado es activo al cien por ciento; será un hombre multiplicado, pero no dividido.

A esta unificación se le ha llamado "seguridad en uno mismo", cualidad indispensable para hacer y lograr algo en la vida.

La respiración (pranayama)

La denominación Prana es el nombre dado por los filósofos indios a la energía universal que penetra todas las cosas, es el aliento del alma.

No hay duda que el ambiente y la atmósfera que nos rodean tienen una importancia capital para nuestro organismo. El hombre, fisiológicamente, es toda ventana abierta al exterior. El organismo se siente afectado por el ambiente que obra en él como purificador por medio del oxígeno del aire y como estimulante por su temperatura. Por eso debemos evitar frecuentar lugares cuyo ambiente esté cargado de toxinas.

Existen tres clases de respiración que son:

- Respiración abdominal (inferior).
- Respiración intercostal (de tipo medio).
- Respiración clavicular (superior).

Respiración abdominal

En esta respiración actúa el diafragma y facilita que el aire llene todos los pulmones hasta los más inferiores alvéolos.

Respiración intercostal

Esta respiración es más rápida que la abdominal y sólo llena parte de los pulmones, no es profunda; es la forma de respirar de las personas con una vida sedentaria.

Respiración clavicular

Es muy rápida y superficial. Las costillas permanecen quietas, mucho más el abdomen; basta un ligero movimiento de los hombros y las clavículas para recibir ese aire.

La respiración yoguita nos enseña a armonizar estas tres clases de respiración, llegando a la respiración abdominal perfecta. Los pulmones de una persona normal son capaces de contener hasta cinco litros de aire, pero en la espiración, por muy perfecta que sea, nunca se vacían del todo y suele quedar litro y medio de aire residual.

En posición sedentaria, una persona suele realizar quince respiraciones por minuto de medio litro de aire cada una. En los ejercicios respiratorios, todavía aumenta casi otro litro y medio, llegando a la plenitud respiratoria de los tres litros y medio.

Es esencial para el yogui saber respirar profundamente, ya que con los mismos asanas se favorece la respiración, pero hay otros ejercicios peculiares que son típicamente respiratorios.

Ejercicios respiratorios

Para iniciar estos ejercicios debemos comenzar por llenar la parte baja de los pulmones mediante la distensión del diafragma (respiración abdominal), siguiendo por la parte media (respiración intercostal) y por último, la parte superior mediante la elevación de las clavículas (respiración clavicular). La espiración sigue el mismo proceso: el vientre se comprime, después la parte media de los pulmones, para terminar con la parte superior.

Repita este ciclo varias veces. Con esta respiración se pretende seguir el curso natural, corrigiendo los defectos adquiridos. En nuestra respiración ordinaria sólo utilizamos una cuarta parte y a veces menos de la capacidad pulmonar.

Los ejercicios respiratorios integrales efectúan además una limpieza del organismo. En la respiración yoguita, tanto la inspiración como la espiración se practican por la nariz, a diferencia del resto de los ejercicios físicos.

Las principales posturas yoguitas de respiración son:

1. Póngase cómodo, de preferencia en posición de loto (o si lo prefiere puede remplazar posteriormente la

postura por cualquiera de la tabla que daremos a continuación).

2. Comience expulsando el aire hasta la raíz, hasta lo último, con un pequeño esfuerzo.

3. Poco a poco vaya inspirando el aire para facilitarla, dilate el abdomen y el pecho.

4. Mantenga en esta posición unos segundos. Proceda a la expulsión contrayendo primero el abdomen y después el pecho.

Nota: Para este ejercicio, se suele emplear como pauta orientadora la sigla: 1-4-2. Estos números indican que si concedemos el valor 1 a la inspiración, la retención será de 4 (cuatro veces más larga) y la espiración o expulsión será de 2 (doble que la inspiración).

Por ejemplo:

Si nuestra inspiración fue de 4 segundos, la retención será de 16 segundos y la expulsión de 8 segundos. Por supuesto, si estamos iniciando, debemos hacerlo a menor escala, que puede ser 2 segundos de inspiración, 8 segundos de retención y 4 de expulsión.

Recuerde que la respiración influye de un modo considerable en el estado fisiológico del hombre. La respiración profunda produce inmediatamente:

• Tranquilidad.
• Apaciguamiento.
• Sentimiento de plenitud.
• Liberación de nebulosidades.
• Estimulación de la circulación de la sangre.
• Defensa contra las variantes de temperatura.
• Afirmación de la voluntad.

- Clarificación de las ideas.
- Juicio más seguro (nos brinda seguridad y confianza en nosotros mismos).

¿Por qué el yoga se debe practicar al aire libre?

Todo lo que posee la naturaleza, son grandes dispensadores de la energía. Y aunque ésta en realidad no es una regla forzosa, sí le recomendamos que no desperdicie ninguna ocasión en que se pueda beneficiar de ellos. Busque el contacto con la naturaleza y practique el deporte al aire libre.

Un sustituto de esto podría ser una ventana abierta, si el tiempo lo permite por supuesto; o al menos en una sala bien ventilada se pueden realizar estos ejercicios intercalados entre los asanas (ejercicios de respiración).

Ejercicios básicos de respiración

EL DIAMANTE (VAJRASANA)

1. Póngase de rodillas, de manera que toda la espinilla pegue en el suelo evitando la curvatura del empeine.
2. Junte los pies haciendo que los talones se separen.
3. Siéntese después lentamente de manera que los glúteos se apoyen en la concavidad que han formado los talones. El tronco debe estar bien derecho y erguido, la cabeza levantada, la vista hacia el frente y el mentón un poco saliente.
4. Así sentado, coloque las palmas de las manos sobre las rodillas, respire pausadamente controlando la actitud mental, que debe ser de paz reflexiva y serena.
5. Si por su ventana puede ver un amplio paisaje, mírelo descansando así unos momentos. Si el paisaje falta, podrá suplirlo con un cuadro alegre o piadoso.

Este ejercicio produce serenidad, dominio interior, control del ambiente, facilitando la meditación y el autodominio. Físicamente es eficaz sobre todo para las piernas, corrige los pies planos y evita las várices.

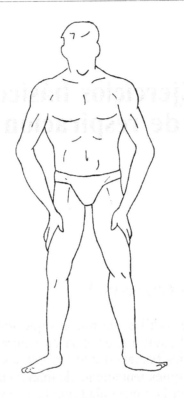

La rana (mandukasana)

Siéntese en la misma posición que el diamante, a diferencia de que irá abriendo las piernas lo más posible (lentamente).

Con este ejercicio se obtendrá en los jóvenes, además de los beneficios anteriores, la abertura pélvica.

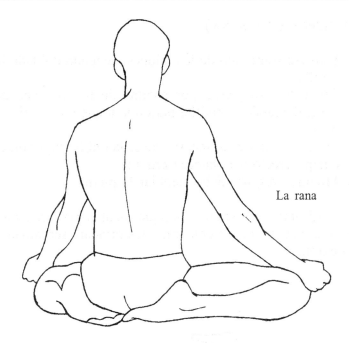

La rana

EL FUELLE (BASTRICANA)

1. Sentado en la postura de diamante, con el dedo índice de la mano derecha oprima alternativamente una u otra de las fosas nasales, según el ejercicio.
2. Comience por una inspiración por la fosa nasal derecha, oprimiendo la izquierda.
3. Retenga por unos momentos la respiración y expulse después el aire por la fosa izquierda, oprimiendo la derecha.
4. Así sucesivamente, por lo menos unas diez veces variando las fosas nasales.

Es un ejercicio de respiración que ayuda a la limpieza interna de los senos frontal y maxilar. Se favorece la respiración nasal creando un hábito que evitará los ronquidos.

EL HÉROE (VIRASANA)

1. Siéntese sobre uno de los talones, teniendo doblada la rodilla.
2. Cruce la otra pierna por encima de la que hace de base, doblando la rodilla para que toque con el pie el muslo.
3. Las manos deben descansar sobre la rodilla superior, el cuerpo erecto y la cabeza erguida.
4. Mientras respira, debe cambiar la pierna.

La realización es sencilla, aunque mantenerla largo rato se hará incomodo; sin embargo, nos brindará serenidad y reflexión.

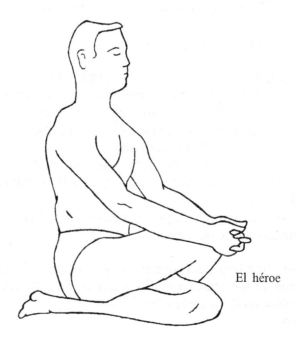

El héroe

EL BUDA (SUKHASANA)

1. Siéntese en el suelo, mantenga el busto erguido y las piernas estiradas hacia delante.
2. Doble una pierna y coloque el pie debajo del muslo contrario.
3. Doble la otra pierna haciendo exactamente lo mismo. En un principio sentirá malestar así sentado, hasta que a base de ejercicios consiga mayor elasticidad en sus articulaciones.
4. Las manos pueden descansar sobre las rodillas o en ambos lados.

Éste es el mejor ejercicio para practicar la respiración controlada. Además de brindarnos mayor elasticidad y armonía a los movimientos.

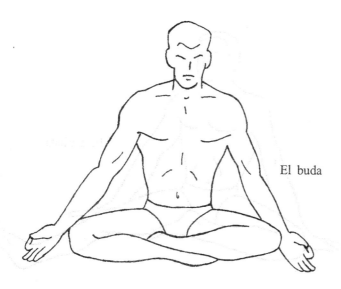

El buda

EL ESTILISTA (SIDHASANA)

1. Es una de las posturas clásicas de meditación. Siéntese en el suelo con el busto erguido y las piernas extendidas.
2. Repliegue la pierna derecha y coloque el pie junto al muslo izquierdo, de modo que el talón encaje en la misma ingle a ras del suelo.
3. El muslo izquierdo se acomodará al puente de la planta del pie.
4. Contraiga la pierna izquierda y colóquela ayudándose de las manos sobre la pierna derecha, de manera que cruce por los tobillos.
5. El pie izquierdo encajará en el hueco que forma el muslo derecho con la pantorrilla derecha, procurando que el talón esté lo más próximo a la ingle.
6. Así colocado, tenderá el busto a sentirse hacia atrás y las rodillas a levantarse del suelo. Pero a base de ejercicios y un poco de paciencia conseguirá mantener las piernas en forma horizontal.

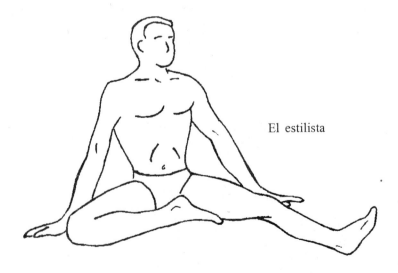

El estilista

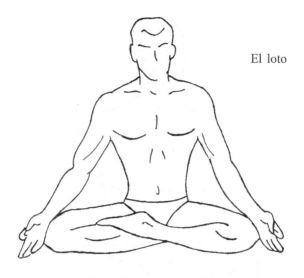

El loto

Posición de loto (padmasana)

La realización es parecida a la fortuna, pero en vez de poner las plantas de los pies adosadas al muslo a ras del suelo se sitúan sobre el muslo lo más cerca posible del abdomen, quedando la planta del pie al aire, ya que se apoya sobre el empeine.

Se trata de que, a base de ejercicios, los muslos adquieran flexibilidad y las articulaciones la capacidad de giro, a tal grado que posteriormente le resulte muy cómoda para pasar largo rato en meditación. Sus efectos son extraordinarios, con incrementos de la personalidad, autodominio, serenidad y energía frente a la adversidad, además tiene efectos físicos sobre todo para las extremidades exteriores. Es un ejercicio que nunca debe faltar en la tabla yoguita.

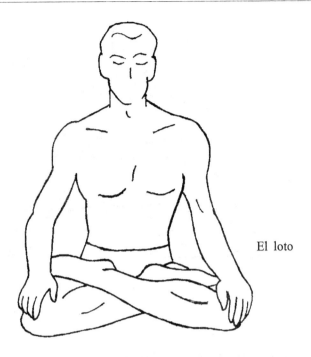

El loto

Variante del loto o loto atado

1. Pase los brazos por la espalda tomando ambos pies, la caja toráxico se expansiona más.
2. Procure que el mentón quede pegado al pecho, la cabeza en posición de recogimiento.
3. Cuando haya conseguido el dominio de esta postura puede convertirse en postura de meditación.

Con este ejercicio los dolores de espalda desaparecen por completo.

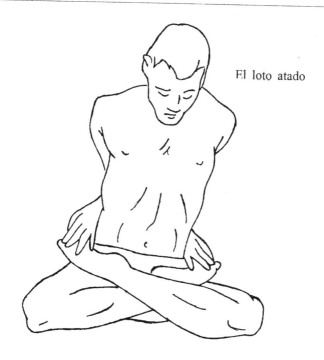

El loto atado

LA FORTUNA (SVASTIKASANA)

1. Siéntese sobre los dos talones, los cuales deben quedar perfectamente unidos al ras del suelo.
2. Para lograrlo de manera correcta, retraiga una pierna y colóquela debajo de los glúteos; haga lo mismo con la otra pierna.
3. El pecho tenderá a inclinarse hacia delante, por lo que debemos procurar mantenerlo erguido, evitando que las rodillas se separen del suelo.

Como posición sedentaria, básica para la respiración, tiene efectos estimulantes en el psiquismo.

EL CANGURO (PADANGUSHTASANA)

1. Colóquese de pie con la mirada hacia el frente, las manos a la altura del pecho (juntas) en actitud de plegaria.
2. Suba la pierna izquierda de modo que quede en ángulo recto sobre la derecha.
3. Vaya deslizando (al principio con la ayuda de las manos) la pierna izquierda sobre la derecha hasta llegar por encima de la rodilla.
4. Póngase de rodillas. Conserve el equilibrio y sin perderlo flexione la pierna derecha hasta sentarse sobre el talón.
5. Respire y conserve esta postura el tiempo que le resulte posible (sin forzar el cuerpo)

Este ejercicio infunde seguridad. Y aunque en la figura se vea bastante difícil, siguiendo estos pasos le será muy fácil realizarlo. Es ideal para las personas que padecen de nervios.

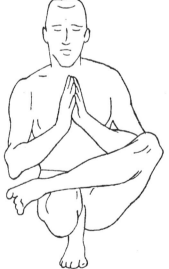

El canguro

Relajación total (sabasana)

1. Recuéstese en el piso de manera horizontal (boca arriba).
2. Armonice la respiración, serene los instintos y controle sus pensamientos.
3. Procure que para realizar este ejercicio se encuentre en un lugar tranquilo, lejos de ruidos y en suave penumbra.
4. Deje caer suavemente los párpados sin llegar a cerrar los ojos, después el cuello. Resulta muy difícil relajarlo a la perfección.
5. Que ninguna parte del cuerpo quede tensa. Evite los movimientos normales del cuerpo, los cuales son síntoma de tensión.
6. De la misma manera, las piernas deben quedar en completa relajación, sobre todo las articulaciones del tobillo.
7. En su interior, debe aislarse de toda preocupación y temor. No piense en nada o si no lo puede evitar, procure que sean pensamientos serenos.
8. En esta posición, comience a escuchar los ruidos del ambiente.

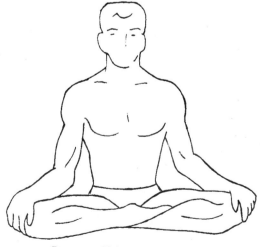

Postura clásica de meditación

Este ejercicio nunca debe de faltar en las sesiones de yoga. Puede ser un modo magnífico de concluir sus tablas.

Todos estos ejercicios son en realidad posturas que facilitan la respiración yóguica, la cual se debe hacer diariamente y en forma pausada. Recuerde mantener el prana (aire) en los pulmones todo lo que pueda sin esfuerzo y expúlselo después en una espiración lenta.

El yogui ama la meditación silenciosa. Para ello existe la postura clásica de meditación. Una vez dominada, es una postura ideal para la reintegración total del ser. La concentración meditativa se aprende con el ejercicio.

Las asanas
(posturas yóguicas)

El número de las asanas o posturas yóguicas es muy variable; algunos autores consideran que son cerca de 84 mil, pero según los libros indostánicos, llegan hasta 800 mil. Aunque algunos, en realidad, son considerados variaciones de las asanas más importantes en el yoga clásico, sólo que para realizarlos debemos comenzar por las fundamentales.

EL GRAN SALUDO (PADAHASTASANA)

1. De pie, levante los brazos suavemente en vertical con las palmas hacia delante. Cuando los tenga a una altura encima de la cabeza, estírese lo más que pueda y a la vez que va exhalando el aliento.
2. Flexione el cuerpo, teniendo cuidado de no doblar las rodillas; los talones deben quedar bien pegados en el suelo.
3. Baje lentamente con un amplio estiramiento de espalda hasta que sus manos se apoyen perfectamente en el suelo y su frente llegue casi a tocar las rodillas.
4. Levántese suavemente, a la vez que inspira.

Este ejercicio es muy bueno para comenzar la sesión de yoga. Puede repetirlo cuatro o cinco veces, pero siempre con paz, sin que se altere la respiración. Con él se ejerce un excelente masaje en los órganos abdominales, estimula los riñones y el hígado, siendo un remedio eficaz contra las grasas, además de vigorizar la actividad.

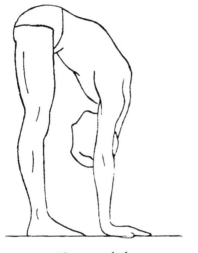

El gran saludo

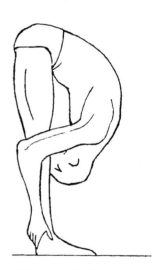

El gran saludo variante

PRIMERA VARIANTE DEL GRAN SALUDO

1. Cuando domine la postura fundamental, siga flexionando la espalda hasta llegar a hacer con ella un arco perfecto.
2. La frente debe tocar las rodillas.
3. Mientras que los brazos deben tomar forma de ángulo.

SEGUNDA VARIANTE

1. Los brazos se adosan paralelos a la pierna, mientras las manos agarran los tobillos manteniendo las dos manos pegadas al suelo.
2. Levante la pierna cuanto le sea posible hasta arriba.
3. Esta variante le permitirá que la cabeza baje más a la rodilla.

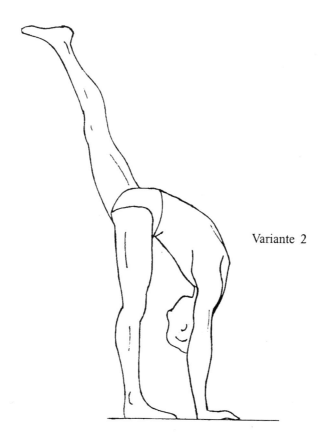

Variante 2

TERCERA VARIANTE

1. Levante la pierna hacia un lado perpendicular al pecho cuanto le sea posible.
2. La mano correspondiente también se levanta quedando pegada a dicha pierna.
3. Mantenga el equilibrio sobre el brazo y la pierna contraria.

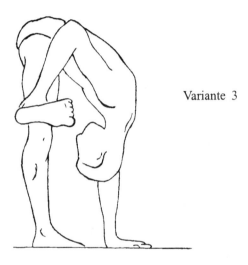

Variante 3

ROTACIÓN O SALUTACIÓN AL SOL (SURYANAMASKAR)

Este ejercicio está dividido en once momentos:

Primer paso: Aún en pie debe juntar las manos en el pecho en actitud de orante, con la mirada dirigida al Este y los pies juntos.

Segundo paso: Eleve los brazos sobre la cabeza lo más alto posible con las palmas de las manos juntas, estire lo más que pueda como si quisiera alcanzar el cielo (sin mirar arriba). Recuerde que la mirada debe estar fija al Este.

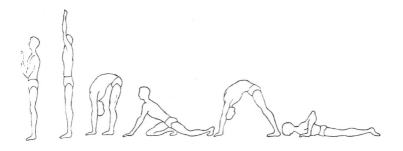

Tercer paso: Baje las manos flexionando el tronco, vaya separando lentamente las manos hasta llegar a la posición del gran saludo (tocar el piso con las palmas de las manos), contenga el aliento unos segundos. Mantenga esta posición unos segundos, aunque la inspiración la realice en varias ocasiones.

Cuarto paso: Retire la pierna izquierda hacia atrás tocando el suelo con la rodilla flexionando la derecha y apoyando el tronco sobre las manos. Mantenga la cabeza erguida viendo hacia el horizonte.

Quinto paso: Retire la pierna derecha hacia atrás y con las dos piernas juntas eleve el tronco formando un ángulo recto. Quizá al principio no lo logre, pero con la práctica podrá obtener la postura correcta. Recuerde que nunca debemos esforzarnos al grado de lastimarnos.

Sexto paso: Baje a pulso sobre las manos hasta quedar pegado al suelo.

Séptimo, octavo, noveno, décimo y **onceavo pasos:** Son exactamente como los anteriores, pues debe regresar a la posición inicial. Estos ejercicios son semejantes a las agujas del reloj, iniciando y finalizando en el mismo lugar. Recuerde siempre hacer las exhalaciones necesarias.

Todos estos movimientos son continuos, puesto que con ellos logrará una mayor elasticidad, además de tonificar los músculos y activar la circulación sanguínea.

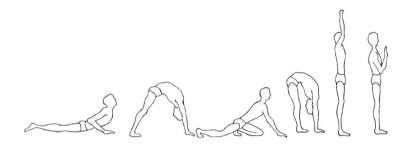

LA GÓNDOLA (VIRYASANA)

1. Recuéstese sobre el suelo boca arriba, los brazos a lo largo del cuerpo.
2. Levante las piernas flexionadas y tómelas con ambas manos por las espinillas. Es normal que el pecho tienda a levantarse.
3. Una vez que haya conseguido esta postura, oscile con la columna vertebral hacia atrás y hacia delante, de modo que toda la espalda vaya teniendo contacto con el suelo.

Este ejercicio es más benéfico cuando usted logra realizar un arco perfecto.

Es ideal para mantenernos en plena juventud; sirve como calentamiento, al mismo tiempo de que nos libera de todos los dolores de cansancio.

EL ÁRBOL (VRIKSASANA)

1. De pie, en postura de plegaria (las manos juntas a la altura del pecho) apoye su cuerpo sobre el pie derecho.
2. Vaya doblando y ascendiendo a la vez la pierna izquierda.
3. El pie va pegado a la pierna derecha hasta llegar a la ingle.
4. Procure inclinar lo más que pueda el ángulo que forma la pierna izquierda hacia atrás (sin doblar la cadera).
5. Vaya ascendiendo las manos hacia lo alto. Mantenga unos segundos esta posición.
6. Vaya descendiendo suavemente a la vez que baja el pie izquierdo.
7. Realice el mismo ejercicio con la pierna derecha.

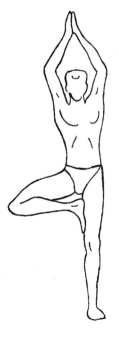

El árbol

EL TRIÁNGULO (TRIKONASANA)

1. Colóquese de pie con las piernas separadas en ángulo agudo; los brazos deben estar pegados al cuerpo.
2. Eleve los brazos lentamente mientras inspira hasta ponerlos en cruz.
3. Flexione el tronco hacia la derecha mientras va espirando lentamente, procure tocar con los dedos el piso (sin esforzarse demasiado, no importa si no lo logra al principio).
4. Una vez que haya conseguido esta posición, incline la cabeza para mirar hacia arriba.
5. Mantenga esta postura unos segundos.
6. Vuelva a llevar los brazos hacia arriba para formar nuevamente la cruz.
7. Repita el ejercicio con el otro lado. Realícelo cuantas veces su cuerpo se lo permita, sin exceder diez de cada lado.
8. Procure que la flexión del tronco sea lateral.

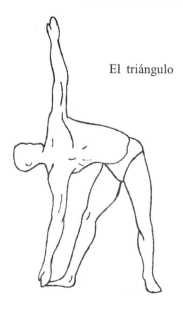

El triángulo

Este ejercicio es ideal para brindarle un masaje al hígado, además de ser útil para eliminar la pequeña grasa acumulada en estas zonas.

EL MOLINO (KURMANJAYA)

1. Puesto de pie con las piernas abiertas a la altura de los hombros, con los brazos a los costados.
2. Inspire lentamente, levantando los brazos hasta ponerlos en posición de cruz.
3. Marque un punto imaginario detrás de la cabeza.
4. Oscile los brazos haciendo torsión de la cintura, a la vez que levanta las puntillas del pie opuesto al giro.
5. Los brazos giran al mismo tiempo; cuando el izquierdo sube por detrás, el derecho baja por adelante y viceversa.

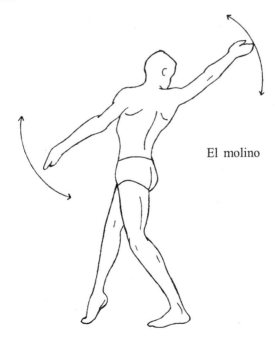

El molino

6. El punto imaginario nos servirá para que la cabeza, al realizar el giro, intente mirarlo; esto como punto de apoyo para lograr un giro perfecto.

Este ejercicio es ideal para fortalecer el tórax, que se expansiona ampliamente, evitando los dolores de espalda.

LA COBRA (BHUJANGASANA)

1. De pie, con las palmas juntas levantadas como si quisiera tocar el cielo.
2. Baje lentamente los brazos hasta tocar el piso.
3. Estire una de las piernas hacia atrás apoyado en las manos, estire la otra también.
4. Baje sobre las manos hasta el suelo, mantenga esta postura por un instante.
5. Algunos autores consideran que es en realidad aquí cuando comienza el ejercicio de la cobra; sin embargo, recomendamos que es necesario realizar los pasos anteriores para evitar alguna lesión.
6. Estire los brazos lo más que pueda a la vez que levanta el pecho y la cabeza doblándolos hacia atrás.
7. Inspire procurando que el cuerpo (de la cintura para abajo) quede pegado al suelo.
8. En cuanto al tronco superior, procure que el pecho y la cabeza vayan hacia atrás, lo más que pueda.
9. Mantenga la respiración los segundos que dure la postura.
10. Baje lentamente mientras aspira hasta quedar nuevamente pegado al suelo (el cuerpo completo).
11. Si su cuerpo se lo permite, repita al menos cuatro veces más.

Es importante que las mujeres en período de menstruación no practiquen este ejercicio, ya que tiene efectos estimulantes sobre los riñones y vísceras abdominales.

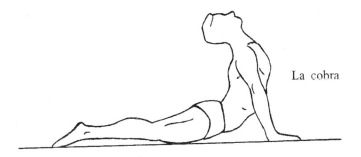

La cobra

EL SALTAMONTES (SHALABHASANA)

1. Recuéstese en el suelo, boca abajo, apoyando la cabeza con la frente o si lo prefiere, con el mentón.
2. Las manos van perfectamente colocadas a los costados con las palmas pegadas al suelo también.
3. Levante con energía (sin lastimarse) las piernas hacia atrás (arriba) sin doblar las rodillas, manteniéndolas lo más que pueda en esta posición.
4. Las piernas deben estar siempre unidas. Un consejo para lograrlo es tratar de pegar las puntas de los pies al principio aunque se separen un poco las piernas de la parte de las rodillas; por lo menos no se separarán hasta lograrlo de manera natural.
4. Baje las piernas lentamente mientras espira.

Es ideal para fortalecer las piernas y mantenerlas torneadas, al mismo tiempo que los glúteos. Además, tonifica el hígado y da elasticidad al cuerpo.

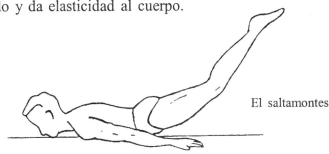

El saltamontes

EL COLUMPIO (COSEHJOFRANA)

1. Con la misma postura del ejercicio anterior (acostado boca abajo con las palmas de las manos pegadas al suelo). Comience con una suave relajación, es decir, aspiración y exhalación.
2. Levante el pecho doblando el cuerpo por la cintura; el resto del cuerpo debe quedar perfectamente pegado al suelo.
3. Baje lentamente y sin apoyar la cabeza al suelo, levante las piernas perfectamente juntas hacia arriba.
4. Vuelva a bajar las piernas y levante nuevamente el tronco superior. Realice varias veces hasta agarrar un ritmo de vaivén.

Es un ejercicio ideal para lograr elasticidad y tonificar el organismo.

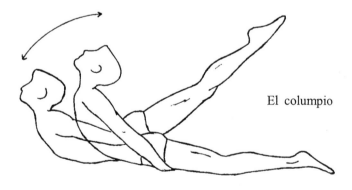

El columpio

EL ARCO (DHANURASANA)

1. En la misma posición que los ejercicios anteriores, doble las piernas por las rodillas hacia atrás de manera que toque los talones con los muslos.
2. Tome con ambas manos los tobillos.

3. El pecho y la cabeza irán hacia atrás, a la vez que levanta las piernas sin soltar las manos formando un arco con la parte delantera del cuerpo.

Nunca debe repetir este ejercicio más de seis veces consecutivas (en un mismo día), ya que es demasiado tenso y repetirlo más veces lo llevará a la fatiga. Este ejercicio es ideal principalmente para las mujeres que buscan eliminar las terribles chaparreras y rebajar los muslos, además de tonificarlos y darles apariencia de firmeza.

Este ejercicio no debe faltar en ninguna tabla yóguica, ya que con él adquirirá reflejos, rapidez y energía de carácter. Sin embargo, recomendamos que cuando las mujeres estén en su período menstrual no lo realicen.

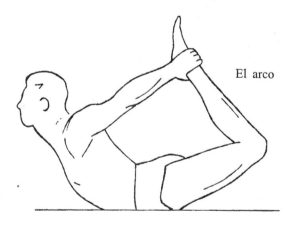

El arco

EL DELFÍN (PULTISANA)

1. Tumbado al suelo, boca abajo, forme un cuenco con los brazos, en el cual apoyará la frente.
2. Estírese lo más que pueda. Con las puntas de los pies vaya levantando el cuerpo flexionando por la cintura.

3. Las piernas deben estar muy duras. Sin doblar las rodillas, levante hasta formar un ángulo, sin levantar nunca la cabeza y los brazos.
4. Mantenga unos segundos esta posición, cierre los ojos y comience las respiraciones.

Este ejercicio es ideal para fortalecer la columna vertebral y los músculos de brazos y piernas.

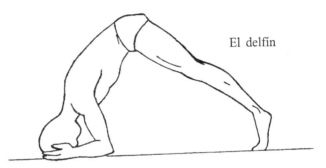

El delfín

El diamante (suptavajrasana)

1. Sentado en el piso, con las rodillas dobladas y los glúteos apoyados en los pies, con las puntas juntas.
2. Deje caer suavemente los brazos, apoye las palmas de las manos en el suelo, vaya echando el cuerpo hacia atrás flexionando los brazos y apoyándose en los codos hasta que la cabeza llegue al suelo.
3. Deje caer la espalda, coloque las manos bajo la curvatura lumbar o detrás de la nuca.
4. Incorpórese elevando el pecho hacia arriba nuevamente.
5. Fije la **mirada** hacia su nariz.

Este ejercicio estimula la energía psíquica, además de dar flexibilidad a las articulaciones; sin embargo, no es recomendable para las mujeres mayores de 35 años.

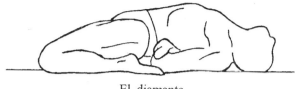

El diamante

Hoja plegada (yogamudra)

1. De rodillas, sentado entre los talones lo más próximo al suelo, vaya inclinando suavemente el pecho hacia delante.
2. Estire la espalda y también el cuello de manera que toque el suelo con la cabeza muy cerca de las rodillas.
3. Estire los brazos y péguelos al suelo, tirándolos hacia atrás lo más que pueda.
4. En esta postura realice ejercicios de respiración profunda.
5. Levante el tronco hasta llegar a la posición inicial. Repita cuantas veces su cuerpo se lo permita, sin exceder las diez repeticiones.

Este ejercicio nos brinda un sentimiento de relajación, optimismo y paz. Tiene efectos benéficos para la espalda y columna vertebral, además de ayudarnos a prevenir y combatir la grasa abdominal.

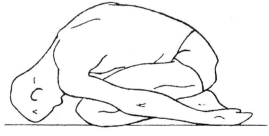

La hoja plegada

El cerezo (frukisana)

1. De pie, junte las piernas.
2. Suba el brazo izquierdo y doble dejando el codo en lo alto, lleve la palma de su mano hasta la espalda.
3. El brazo derecho déjelo caer sobre el cuerpo doblando hacia atrás. Lleve la mano hacia arriba (en la espalda)
4. Procure que se encuentren ambas manos, al lograrlo apriételas con fuerza.

Si lo prefiere, puede realizarlo de rodillas en el piso. Este ejercicio tiene los mismos beneficios que el anterior.

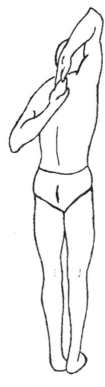

El cerezo

EL LEÓN (SIMHASANA)

1. Colóquese de puntillas, lentamente doble las rodillas hasta tocar el suelo. Los dedos de los pies deben seguir doblados.
2. Siéntese en esta posición sin dejar de doblar los dedos de los pies, realice una inspiración profunda.
3. Abra la boca lo más que pueda y saque la lengua lo más que pueda, de modo que los músculos faciales se dilaten.
4. Al espirar retire la lengua apoyándola con fuerza sobre el paladar de forma que se extienda por la mayor parte de él, rodeada por los dientes.
5. Repita varias veces el ejercicio sin tensión, pero con energía.

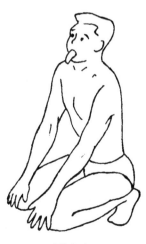

El león

El caracol (paschimottanasana)

1. Siéntese en el suelo, estire los pies hacia delante.
2. Levante los brazos hacia arriba, inspire.
3. Deje caer el pecho hacia el frente, vaya plegándolo lentamente hacia las piernas mientras espira.
4. Tome con la punta de las manos los pies.
5. Incline la cabeza hasta pegar con ella en las rodillas.
6. Realice atracciones como si quisiera levantarse sobre los talones.
7. Procure no modificar la postura, mantenga vacíos los pulmones; es decir, suelte el aire.
8. Vuelva lentamente a la posición inicial. Repita este ejercicio cuantas veces su cuerpo se lo permita.

Evite prolongar la postura por más de dos minutos. Este ejercicio es el mejor remedio contra el estreñimiento, además de aumentar el dominio sobre el cuerpo.

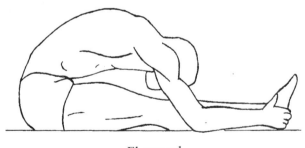

El caracol

El junco (vakrasana)

1. Siéntese en el suelo con las piernas juntas estiradas hacia delante.
2. Mantenga el pecho recto mientras aspira.

3. Flexione la pierna derecha en ángulo hasta que la rodilla pegue lo más que se pueda al pecho.
4. Manteniendo la flexión, pase el pie derecho al otro lado dc la pierna izquierda, haciendo una torsión del busto.
5. Coloque el brazo izquierdo al lado de la rodilla derecha.
6. Ambos brazos deben quedar horizontales al pecho.
7. En esta posición realice las respiraciones.

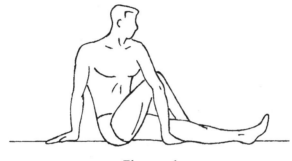

El caracol

Este ejercicio sirve para robustecer y dar flexibilidad a la columna vertebral. Al realizarlo evite el esfuerzo, ya que cada día podrá ir realizando de mejor manera las torsiones.

VARIANTE DEL JUNCO

1. En la misma posición, doble la rodilla hasta que el talón toque el muslo.
2. También lo puede realizar sentado sobre el talón izquierdo, la mano izquierda toma la rodilla izquierda mientras que la mano derecha toma, pasando por la espalda, el tobillo de la pierna derecha que está pegado al muslo izquierdo. Cambie de pierna y brazo.

3. La última variante (la que se muestra en la gráfica) consiste en situar el pie encima de la otra pierna y efectuar así el resto de los movimientos.

Este ejercicio rejuvenece al organismo. Sirve como masaje para los músculos de la espalda, además de brindarnos equilibrio y fortaleza.

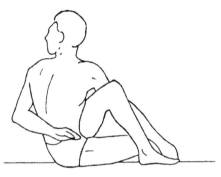

El junco variante

EL PAVO REAL (MAYURASANA)

1. Colóquese de puntillas, vaya flexionando las rodillas hasta pegar con ellas en el suelo.
2. Siga con los dedos de los pies hacia delante, siéntese sobre los talones.
3. Abra las rodillas para que pueda situar a su misma altura las dos manos pegadas al suelo, con los dedos mirando hacia atrás y los pulgares hacia fuera.
4. Vaya inclinando el cuerpo hacia delante, hasta apoyar la frente en el suelo.
5. Apoye los codos en el estómago. En esta postura vaya retrayendo los pies hacia atrás, poniendo todo el peso del cuerpo sobre la frente y los brazos.
6. Equilibre el cuerpo y levante la cabeza.

7. Eleve los pies de modo que todo el cuerpo quede horizontal apoyado sobre las palmas de las manos.
8. Mantenga esta postura cuanto le sea necesario.
9. Vuelve lentamente a la posición inicial y repita el ejercicio al menos dos veces más.

Para realizar este ejercicio se recomienda poseer gran fuerza en los brazos, de lo contrario le será imposible mantener la postura indicada. Es ideal para fortalecer los órganos del abdomen, además de beneficiar el aparato digestivo y regular la secreción del páncreas.

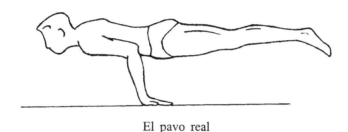

El pavo real

EL FRU-FRÚ (SARKINDASANA)

1. Acuéstese en el suelo, boca arriba, con los pies juntos y los brazos a los costados, con las palmas sobre el suelo.
2. Levante lentamente las dos piernas sin doblar las rodillas hasta formar un ángulo recto con el tronco.
3. Comience a oscilar en el aire con los pies y las piernas. Este movimiento debe de ser rápido, pero sobre todo, rítmico.

Este ejercicio ayuda al movimiento sanguíneo de las extremidades evitando las várices.

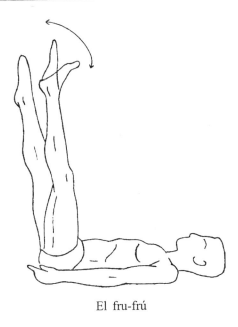

El fru-frú

LA CANDELA (SARVANGASANA)

1. Estírese sobre el suelo, boca arriba.
2. Los brazos extendidos a los costados con las palmas hacia abajo.
3. Doble las dos piernas simultáneamente hacia delante de manera que la espinilla quede en el aire horizontal con el suelo.
4. Despliegue suavemente las rodillas poniendo en vertical las piernas, a la vez que el cuerpo se va elevando.
5. Doble los brazos y aplique las manos en la espalda, junto a las costillas, manteniendo los codos en el suelo.
6. Los codos serán su punto de apoyo para erguir todo el cuerpo de manera que forme un ángulo recto con la cabeza, flexionando el cuello.
7. Guarde el equilibrio pegando el pecho con la barbilla.

8. Con esta postura realice las respiraciones necesarias.
9. Vuelva lentamente a la posición inicial.
10. Repita el ejercicio por lo menos dos veces más.

Para realizar este ejercicio será necesario que se guíe de los dos gráficos de la Candela, es muy útil para el desarrollo armónico del tórax. En su posición vertical facilita la corriente sanguínea y alivia los dolores del corazón.

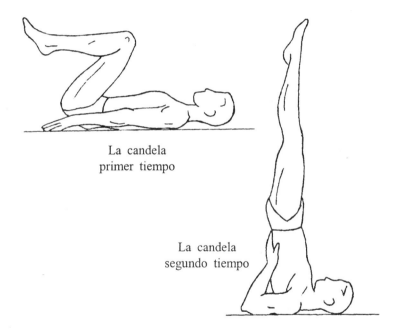

La candela
primer tiempo

La candela
segundo tiempo

EL PEZ (MATSYASANA)

1. Colóquese en posición de loto.
2. Apoye los codos y las manos en el suelo.
3. Baje lentamente hacia atrás hasta tocar el suelo con la cabeza.
4. Coloque las manos sobre los muslos.

5. Vuelva a la posición inicial usando los codos como apoyo.
6. Puede colocar las manos cruzadas en el pecho.
7. Repita este ejercicio varias veces, procurando que el arco de la espalda sea cada vez más recto.
8. Usted sentirá la posición correcta cuando al pasar de los días sienta la contracción del abdomen.

Este ejercicio es ideal para fortalecer los músculos toráxicos, además de mantener esbelta la cintura, libre de grasa abdominal y chaparreras. Sin embargo, se debe evitar realizarlo cuando las mujeres se encuentren en su período menstrual.

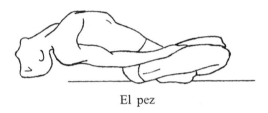

El pez

EL ARADO (HALASANA)

1. Recuéstese en el suelo, boca arriba.
2. Realice todos los pasos de la Candela hasta llegar al ángulo recto.
3. Cuando se encuentre en esta posición, estire las puntas de los pies.
4. Vaya inclinando las piernas, sin doblar las rodillas, hacia atrás, hasta que toque el suelo con la punta de los pies.
5. Retire las manos que estaban en la espalda y colóquelas en el suelo como al principio del ejercicio.
6. Doble después las rodillas hasta que lleguen a tocar el suelo a ambos lados de la cabeza.
7. Mantenga esta posición unos segundos.

8. Vuelva lentamente a la posición inicial.
9. Repita este ejercicio por lo menos cuatro veces más.

Este ejercicio favorece la médula y los centros nerviosos, por estimular la columna vertebral.

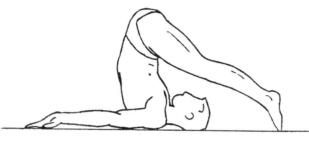

El arado

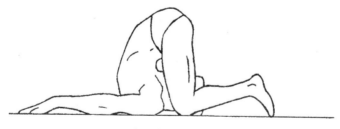

El arado variante

LA PÉRTIGA (SHIRSHASANA)

1. Colóquese de rodillas, inclinando el pecho hacia delante apoyando los codos y antebrazos en el suelo.
2. Forme con las manos una concha o cavidad entre la cual debe apoyar la cabeza.
3. Apoye la cabeza sobre la manta rodeada por las manos.

4. En esta posición espire. Vaya levantando suavemente las rodillas del suelo haciendo que el peso del cuerpo vaya recayendo sobre los antebrazos y la cabeza.

5. Avance la punta de los pies lentamente hacia la cara hasta que pueda levantarlos del suelo y subirlos en vertical.

6. Intente levantar primero una pierna y luego la otra. Este primer momento, considerado el de despegue, es el más difícil; no pretenda hacerlo con impulso porque perderá el equilibrio.

7. Evite doblar el cuello. Al principio puede perder el sentido de orientación, pero con la práctica esto desaparece.

8. Si lo prefiere, al principio puede hacerlo apoyado de una pared hasta que adquiera el sentido de orientación y pueda hacerlo sin apoyo.

9. Una vez que consiga esta postura, verá que resulta fácil mantenerla durante unos segundos. Relaje los músculos en esa posición.

10. Vuelva a la posición normal siguiendo el proceso de manera inversa. Nunca se deje caer, ya que perderá el fruto de los ejercicios.

11. Repita varias veces sin exceder las cinco repeticiones.

12. Al terminar el ejercicio siga de rodillas unos momentos con la cabeza entre las manos, porque levantarse inmediatamente produce mareos.

Este ejercicio no se recomienda a las mujeres cuando están en su período menstrual. Es considerado el más benéfico para el organismo, siendo uno de lo más importantes dentro de las rutinas o tablas yóguicas; aumenta la irrigación sanguínea del cerebro, descarga la fatiga mental estimulando al trabajo. Es beneficioso para mitigar los dolores de cabeza y jaquecas crónicas.

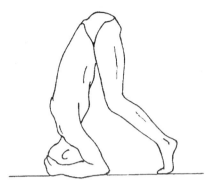

La pértiga
primer tiempo

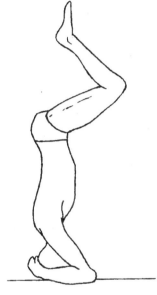

La pértiga
segundo tiempo

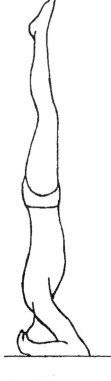

La pértiga
tercer tiempo

La lucha (NAULI)

1. De pie, con las piernas separadas, incline el pecho doblando un poco las rodillas.
2. Coloque las manos en los muslos con los dedos índices hacia adentro.
3. En esta posición serene la respiración, pasando a la profunda.
4. Contraiga los músculos del abdomen elevando el diafragma, tendiendo a que el ombligo pegue con la columna vertebral.
5. Realice una contracción más. En esta posición retenga el aire.
6. Vaya inspirando poco a poco hasta adquirir la posición inicial.
7. El último paso consiste en situar las manos junto a las ingles y repetir el ejercicio, sosteniendo la respiración todo el tiempo que sea posible.

Ideal para regular el aparato digestivo; estimula además el sistema nervioso y predispone a las grandes ideas.

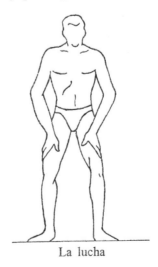

La lucha

Al terminar una rutina o sesión yóguica debe hacer algunos ejercicios de estiramiento, los cuales pueden consistir únicamente en levantar los brazos, extender las piernas, ctc., o bien, realizar alguno de los más sencillos de la tabla yóguica, tal y como se muestra en la última figura. Antes de iniciar los ejercicios debe tener en cuenta siempre las siguientes normas.

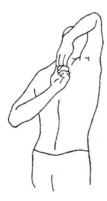

Ejercicio sencillo de yoga

Normas
para las sesiones yóguicas

- Mientras practica las asanas, nunca respire por la boca, siempre por la nariz, procurando mantener el ritmo yóguico de respiración, dado en los capítulos anteriores.
- Entre ejercicios, guarde un momento de relajación. El corazón nunca debe exceder un ritmo de latido normal. Tiene que reinar siempre la calma.
- Si un ejercicio le agrada puede prolongarlo, pero sin fatiga y nunca llegar al cuarto de hora en una misma asana.
- Concentre su pensamiento siempre sobre el ejercicio que esté realizando. La atención debe seguir con la mente todos los ejercicios hasta llegar a la postura completa, donde se posará con paz.
- Procure que cuando realice los ejercicios haya silencio, de preferencia con luz tenue, no deslumbrante de la mente; es decir, trate de que su mente siempre esté centrada en lo que está haciendo, lo cual se logrará si nos encontramos en un lugar tranquilo, lejos del ruido y la contaminación.
- Los movimientos y pasos de la asana serán lentos, armónicos, suaves, continuos y progresivos.
- Conseguida la postura debe relajarse, abandonarse en ella. Todas las asanas son maneras diversas de

relajarse para que la vitalidad fluya libremente y se potencialice.

- Evite los esfuerzos, pero si después de un ejercicio le duele alguna extremidad, dese un suave masaje con aceite.
- Después de la sesión de asanas y de un breve reposo, es muy recomendable beber un vaso de leche fresca.

Estas normas deben ser leídas muy a menudo para vigilar su cumplimiento.

Los resultados obtenidos con las asanas son múltiples. Pero sin duda los más sobresalientes son:

- Corregir una postura o adquirirla.
- Rectitud y equilibrio vertebral.
- Elasticidad de las articulaciones.
- Desarrollo pulmonar.
- Respiración controlada.
- Regulación del corazón.
- Armonía de las secreciones internas.
- Equilibrio del sistema nervioso.

Con las asanas se consigue corregir numerosas posturas, de formaciones habituales.

Asanas para avanzados

Estos ejercicios será el siguiente paso que realizarán todas aquellas personas que llevan practicando el yoga por lo menos tres meses, ya que para ese momento su cuerpo tendrá además de resistencia y constancia, una elasticidad y fortaleza que le permitirá realizarlos.

EL AVESTRUZ (KONASANA)

1. De pie, abra las piernas en ángulo.
2. Agarre con los brazos la espalda.
3. Intente tocar con la frente una de las rodillas sin doblar las piernas.
4. La flexión del tronco y la distensión de la espalda serán totales.
5. Procure permanecer unos segundos sin tensión en la postura.
6. Incorpórese e inclínese al otro lado tocando la otra rodilla.

Este ejercicio es ideal para estimular la irrigación sanguínea, además de fortificar los músculos de la espalda y dar elasticidad al pecho. Favorece la sumisión y sencillez. Desarrolla la tiroides, incrementando el crecimiento.

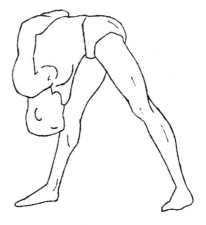

El avestruz

LA DANZA (NATARAJASANA)

1. De pie, levante los brazos hacia arriba.
2. Levante el pie derecho hacia atrás y doble por la rodilla.
3. Tome con la mano derecha el dedo gordo del pie derecho.
4. Mantenga la postura un instante levantando lo más que pueda el brazo izquierdo al aire.
5. Repita el ejercicio con la otra pierna.
6. Mantenga siempre la frente levantada, respirando siempre serena y rítmicamente.
7. La mirada siempre debe estar fija al frente.

Este ejercicio es ideal para brindarle elasticidad al cuerpo, pero sobre todo, nos proporciona firmeza en los músculos, además de incrementar el equilibrio. Fomenta el optimismo.

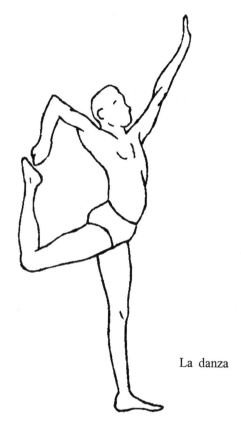

La danza

VARIANTE DE LA COBRA

1. Una vez que haya adquirido la postura de la cobra (vista en el capítulo de las asanas básicas), levante las piernas flexionando hacia atrás por las rodillas.
2. Intente tocar la cabeza con la punta de los dedos de los pies.

Si se domina la postura de la cobra, esta variante no le resultará difícil, de lo contrario, no tiene sentido alguno practicarla hasta dominar perfectamente la anterior. Este ejercicio es uno de los más completos del yoga.

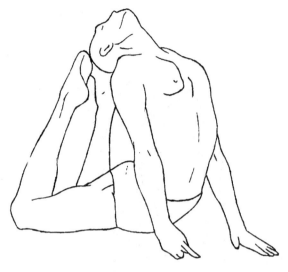

La cobra variante

Variante del saltamontes

1. Este ejercicio es de gran utilidad. Lo primero que debe hacer es conseguir la postura del saltamontes sin levantar los brazos del suelo.
2. Siga echando hacia atrás las piernas y el cuerpo.
3. Una vez que tenga en alto las piernas, dóblelas por las rodillas hasta tocar con los pies la cabeza.
4. El equilibrio se obtiene con los hombros y brazos fijos en el suelo.
5. Debe doblar la cintura y el cuello para lograr la postura correcta.

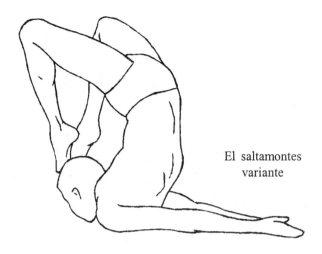

El saltamontes
variante

EL PÁJARO (BHEGASANA)

1. Acuéstese en el suelo, boca abajo.
2. Doble las rodillas hacia ambos lados al ras del suelo.
3. Procure tocar con los dedos de los pies la cintura. Para ello, las piernas se abrirán en ángulo.
4. Coloque los brazos hacia atrás.
5. Coloque las manos en los respectivos pies y flexione hacia atrás el pecho y la cabeza haciendo fuerza con las manos contra el suelo.
6. Procure que la parte inferior del cuerpo quede pegada al suelo y que los codos tiendan hacia el centro de la espalda.
7. Respire profundamente, manteniendo esta postura unos segundos.

Este ejercicio le proporcionará elasticidad a todo el cuerpo. Ideal como masaje de la espalda; nos brinda amplitud del tórax; lo mantendrá siempre despierto frente a la vida; dará reflejos rápidos a las reacciones; incrementará la capacidad de trabajo y la intensidad de atención.

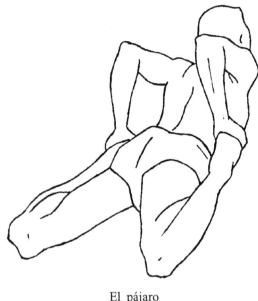

El pájaro

La ofrenda (kapodasana)

1. De rodillas, sentado sobre los talones, inclínese hacia el lado izquierdo de tal manera que apoye sobre la pierna izquierda el tobillo sobre la ingle.
2. Libere la pierna derecha y tírela hacia atrás lo más recta que sea posible.
3. Dóblela por la rodilla hacia arriba.
4. Levante los brazos y tírelos hacia atrás, tome con las manos el pie derecho.
5. Con la cabeza también toque el pie que tiene sujetado con las manos.

Para lograr la postura correcta debe tener por lo menos tres meses practicando sesiones diarias de yoga, ya que es un ejercicio cumbre dentro de las asanas.

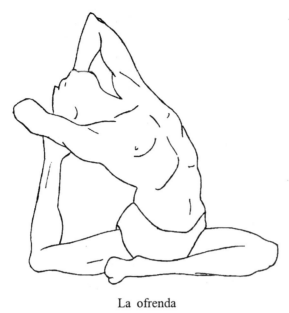

La ofrenda

EL SAUCE (JANUSIRASANA)

1. Colóquese en la postura preparatoria del estilista.
2. Incline todo el cuerpo sobre la pierna distendida de modo que tome el pie con ambas manos, pasando los brazos por detrás de la cabeza contorsionada.
3. El codo de la pierna extendida (si es la derecha obviamente el codo derecho) pegará en el suelo por delante de la pierna y el codo izquierdo quedará al aire.
4. Respire suavemente sin romper el ritmo.
5. Una vez que haya dominado la postura, retenga la respiración unos segundos.

Este ejercicio nos brinda elasticidad, excelente equilibrio, evita las grasas abdominales, tonifica los músculos del cuerpo. Además, es muy bueno para relajar y fortalecer el cuello.

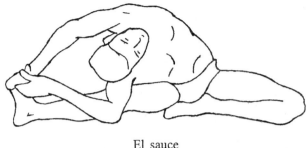

El sauce

VARIANTE DEL SAUCE

1. Partiendo de la postura del estilista, levante el pie que estaba distendido hacia arriba.
2. Incline la cabeza hasta tocar la rodilla con la frente.
3. Levante con ambas manos el pie agarrándolo por el dedo gordo.
4. Procure que la flexión de la ingle sea la correcta para no esforzarse demasiado.

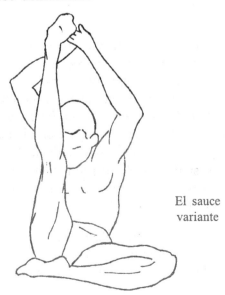

El sauce
variante

El cuervo (KARASANA)

1. Colóquese en cuclillas.
2. Incline hacia delante las dos manos sobre el suelo con los dedos hacia delante.
3. Coloque la parte interior de las rodillas pegando a los antebrazos manteniendo las puntas de los pies unidas.
4. Levante los pies y mantenga el equilibrio sobre los brazos, inclinándose hacia adelante.
5. Respire suavemente. Intente mantener la postura unos segundos.
6. Baje lentamente los pies.
7. Repita el ejercicio por lo menos dos veces más.

Con este ejercicio fomentará el equilibrio y la serenidad de espíritu. Refuerza los músculos de las manos y de los brazos, ayuda a la irrigación sanguínea del cuello y de la cara.

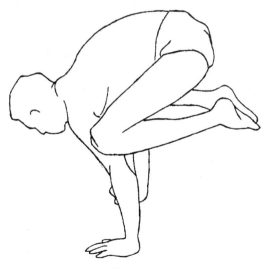

El cuervo

EL GALLO (KOKUDASANA)

1. Colóquese en posición de loto.
2. Pase los brazos entre las pantorrillas y el empeine del pie de modo que ensamble.
3. Apoye las manos sobre el suelo con los dedos extendidos mirando hacia delante.
4. Desplace el peso del cuerpo y el punto de apoyo a los brazos inclinando el cuerpo hacia delante.
5. Con un impulso inicial ayudado con la cabeza, mantenga el equilibrio sobre ambas manos.
6. Realice breves ejercicios de respiración manteniéndose en esta postura.

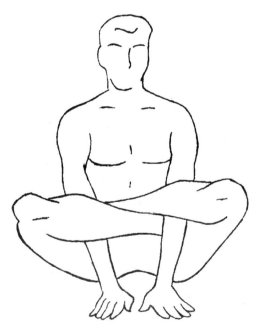

El gallo

EL GALLO DOS

1. Realice los pasos del ejercicio anterior sin llegar a las respiraciones.
2. Levante lo más que pueda el cuerpo, manteniéndolo con los brazos bien apoyados al suelo.
3. Una vez que adquiera esta postura, realice los ejercicios de respiración.

Con este ejercicio desarrollará los músculos de los brazos y del cuello; ejerce además un masaje en la espalda.

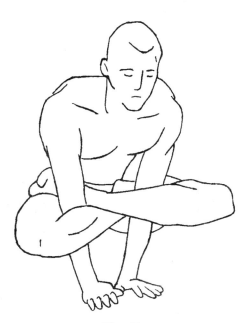

El gallo
segundo tiempo

LA RUEDA (CHAKRASANA)

1. Recuéstese de espaldas sobre el suelo.
2. Doble las rodillas a manera de que toque los glúteos con los pies.
3. Doble los brazos y coloque las manos sobre el suelo a ambos lados de la cabeza con los dedos tocando los hombros.
4. Eleve el cuerpo lo más alto posible apoyándose en las manos y pies.
5. Cuando llegue a esta postura inspire fuertemente.
6. Retenga la respiración y vuelva después a la posición inicial.
7. Repita este ejercicio tres o cuatro veces consecutivas.

Es ideal y recomendable para los jóvenes; ayuda a la columna vertebral, refuerza los músculos del abdomen, evita las afecciones de tráquea y laringe, además de incrementar la memoria y la lucidez mental.

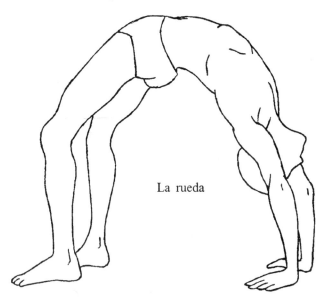

La rueda

EL YUNQUE (DHRITYASANA)

1. De rodillas, sobre el suelo, con las piernas un tanto separadas, vaya tirando lentamente su cuerpo hacia atrás.
2. Sin doblar las rodillas tome los tobillos con ambas manos.
3. Mantenga el pecho levantado y la cabeza tírela hacia atrás.
4. Mantenga por unos segundos esta postura.
5. Vuelva lentamente a la posición inicial.
6. Repita el ejercicio por lo menos cinco veces más.
7. Procure que los brazos queden rectos cada vez que lo realice y que las piernas no se despeguen del suelo.
8. Con esta postura intente relajar los músculos.

Este ejercicio es muy recomendable para la tiroides, además de que la cabeza hacia atrás activa esta glándula.

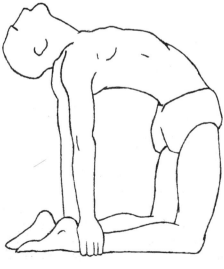

El yunque

Variante de la candela

1. Colóquese en la posición de candela.
2. Baje lentamente las piernas hasta el suelo pero sin modificar la postura del cuerpo.
3. Los dos pies deben estar juntos y bien apoyados en el suelo.
4. Puede realizar la segunda variación con sólo retirar las manos de la espalda y extender los brazos sobre el suelo de manera que las palmas queden hacia abajo.

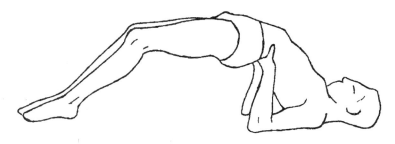

El candela variante

La pinza (urdwa-paschimottasana)

1. Sentado sobre el suelo estire las piernas, manteniendo el pecho erguido.
2. Levante los brazos, inspirando.
3. Eleve el tórax y flexione la cintura llegando a tomar con las manos las puntas de los pies, sin flexionar las rodillas.
4. Tome con ambas manos los dedos gordos de los pies haciendo una pinza con el pulgar y el índice.
5. Mantenga la cabeza lo más pegada posible a las rodillas.

6. Situado con un impulso hacia atrás, eleve los pies y manos enlazados a lo alto procurando guardar el equilibrio sobre el coxis (arranque de la columna vertebral).

Con este ejercicio usted incrementará el equilibrio, además de facilitar la corriente sanguínea de las extremidades.

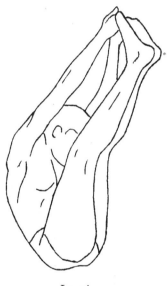

La pinza

VARIANTE DE LA PÉRTIGA

1. Colóquese en la posición de la pértiga, con la diferencia de no apoyar los brazos sino solamente las manos.
2. Sobre esta posición abra lentamente las piernas conservando el equilibrio.
3. Otra variante la puede lograr abriendo los brazos y apoyándose con la cabeza, más que con las manos.

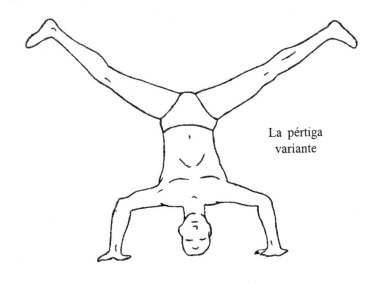

La pértiga
variante

LA ROSA DE LOS VIENTOS (GOKARNASANA)

1. Recuéstese sobre el suelo con las manos pegadas al cuerpo.
2. Estírese en relajación total.
3. Levante lentamente los brazos hacia la cabeza, a la altura del suelo.
4. Colóquelos a ambos lados de la cabeza perfectamente estirados con las palmas hacia arriba.
5. A ras del suelo, levante la pierna derecha y póngala perpendicular al tronco, procurando no doblar la rodilla.
6. Baje el brazo derecho hasta tomar el dedo gordo del pie.

La respiración debe ser normal durante todo el ejercicio. Repita con la otra pierna; puede hacerlo dos o tres veces con cada pierna. Es un ejercicio ideal para la relajación, aumenta la elasticidad, ayuda al crecimiento, da serenidad psíquica y sensación de plenitud.

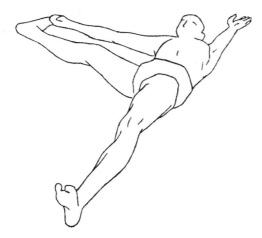

La Rosa de los Vientos

La tortuga (kurmasana)

1. Existe un doble proceso para lograr esta postura. Colóquese sentado con el tronco bien erecto y las piernas juntas hacia adelante.
2. Apoye las palmas de las manos a los costados del cuerpo.
3. Abra las piernas hacia los lados lo más que pueda, tendiendo a formar con ellas un ángulo llano.
4. Extienda los brazos, intentando tomar los dedos gordos de los pies a ambos lados, doblando el pecho por la cintura hasta dar con la frente en el suelo.
5. En esta postura o lo más parecida que pueda, respire profundamente.
6. Pase a la segunda postura del ejercicio.
7. Pase los brazos por debajo de las piernas a la altura de las rodillas, con las palmas pegadas al suelo.
8. La barbilla debe quedar pegada al suelo, no importa si se cierran un poco las piernas; lo que importa es

que los brazos queden pegados al suelo con el cuerpo pegado hacia delante.

9. Mantenga esta postura respirando profundamente.
10. Intente realizar este ejercicio varias veces para lograr la postura correcta.

Es un ejercicio estupendo para todo el organismo, ya que mantiene elásticos los músculos del cuerpo; en especial aumenta la flexibilidad de la columna vertebral, aviva la función de la tiroides estimulando al crecimiento, refuerza los músculos del cuello y amplifica el tórax con beneficios para la respiración, evitando los catarros.

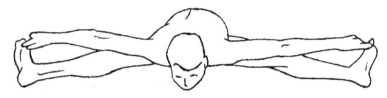

La tortuga
primer tiempo

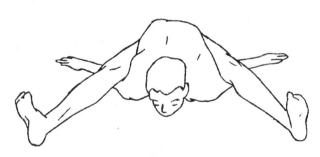

La tortuga
segundo tiempo

La alimentación adecuada

Las primeras renuncias deben empezar por eliminar todo aquello que pueda perjudicarlo en su alimentación. El aspirante a yogui debe controlar de un modo inteligente su dieta, siendo su regla la siguiente:

"Alimento fácil de digerir."

El menú típico que siguen los que han llegado a la cumbre del yoga y, por supuesto, los gurús, consiste en:

- 100 gramos de arroz con cascarilla.
- 10 gramos de miel.
- 1 litro de leche.
- 1 kilo de fruta fresca.

Tienen sus períodos de ayuno total que duran hasta dos meses, pero lo más común suele ser un día de ayuno total al mes y dos períodos de diez días al año.

Sin embargo, la comida básica recomendada entre los yoguis de la India consiste en:

- Arroz.
- Pan de trigo.
- Leguminosas.

- Se incluyen muchas verduras.
- La fruta se come en abundancia.

Deben evitarse los alimentos amargos, ácidos o salados. De igual manera aquellos alimentos muy calientes o fríos.

Un elemento que no puede faltar es la leche, que ejerce un efecto rejuvenecedor sobre el organismo humano.

El yogui auténtico es casi siempre vegetariano, ya que la carne es un alimento relativamente pobre en vitaminas, a excepción del corazón, hígado y riñón de ternera. No obstante, creemos que la dieta adecuada es la que proporciona al individuo los elementos nutritivos necesarios para que pueda realizar eficazmente todas las funciones propias de su vida, ya que toda persona sana que satisface libremente su apetito, incluye en su dieta una cantidad razonable de fruta cruda, verduras, carne y productos lácteos.

Pero, ¿cómo saber las cantidades correctas?

Eso lo determinará cada persona, después de saber qué es lo que el cuerpo necesita para mantenerse sano:

Proteínas

Contienen un elemento esencial en la nutrición: el nitrógeno, combinado con el carbono, el oxígeno y el hidrógeno, que constituyen un elemento primordial del que están compuestas células del organismo.

Las necesidades diarias de proteínas varían según las personas. Los alimentos más ricos en proteínas son: bacalao salado, sardina, quesos, cacahuates, carnes, chícharos, boquerones, huevos y leche.

Grasas

Las grasas contienen carbono, hidrógeno y oxígeno; son el elemento de la nutrición que produce mayor cantidad de calorías.

Los alimentos más ricos en grasas son: jamón, quesos, chocolates, cacahuates, almendras, avellanas, nueces, tocino, margarina, manteca, mantequilla, aceite de oliva, etcétera.

Hidratos de carbono

Se componen de carbono, hidrógeno y oxígeno, y suministran energía al cuerpo. Los alimentos que contienen una mayor cantidad de hidratos son: castañas, pan, lentejas, judías blancas, chocolate, pasas, dátil, pastas de sopa, harina de trigo, arroz, azúcar, etcétera.

Calcio

Es el elemento que más escasea en la alimentación, indispensable para la formación de huesos y dientes, combinado debidamente con la vitamina D y fósforo.

Los alimentos ricos en calcio son: lentejas, aceitunas, coliflor, leche, garbanzos, higos secos, almendras, avellanas, col, quesos, etcétera.

Fósforo

Se encuentra en el núcleo de todas las células humanas y es necesario para su normal funcionamiento. Un adulto necesita diariamente 1.5 gramos y los niños mayor cantidad.

Los alimentos que más fósforo tienen son: carnes, pescados, pan, avellanas, nueces, hígado, almendras, lentejas, cacahuate, judías blancas, garbanzos, chocolates, quesos, etcétera.

Hierro

Entra en la composición de la hemoglobina, las sustancia que forma los glóbulos rojos de la sangre y permite la fijación del oxígeno en el organismo.

Los alimentos que más hierro contienen son: lentejas, membrillos, judías blancas, hígado, almejas, coco, coles de Bruselas, higos secos, pasas, ciruela seca, carne de pollo, sesos de vaca, etcétera.

Yodo

El ser humano necesita yodo en muy pequeña cantidad, pero cuando éste falta, inmediatamente sufre graves trastornos, ya que es esencial para el normal funcionamiento de la glándula tiroides.

Los alimentos con más yodo son los procedentes del mar (pescados, calamar, pulpo, etcétera).

Vitamina A

Favorece el crecimiento, la vista, el buen estado de la piel y de las mucosas y, en general, aumenta la resistencia a las enfermedades.

Los alimentos que más la contienen son: tomates, mantequilla, habas verdes, setas, pimiento, hígado, zanahoria, espárragos, etcétera.

Vitamina B

Evita la enfermedad llamada beriberi y favorece el sistema nervioso. Los alimentos que la contienen son: nueces, avellanas, garbanzos, carne de cordero, espinacas, habas secas, angulas, salchichas, cacahuates, bacalao fresco, carne de cerdo, jamón, etcétera.

Vitamina B_2

Conocida también como riboflavina, es necesaria para el crecimiento, para la digestión y para el equilibrio del sistema nervioso.

Los alimentos que la contienen son: quesos, cacahuates, bacalao fresco, requesón, ciruelas secas, sardinas, carne de gallina, jamón, riñones, etcétera.

Vitamina C

Previene el escorbuto y la caries dental. Los alimentos ricos en esta vitamina son: nueces, hígado, ajos, coliflor, naranja, fresas, espárragos, limones, pimientos, coles de Bruselas, etcétera.

Vitamina D

Controla el raquitismo y contribuye al proceso normal de la calcificación ósea. Las sustancias más ricas en vitamina D son: mantequilla, leche, huevo, carnes, sardinas, salmón, hígado de bacalao, aceite de bacalao, etcétera.

Ácido nicotínico o niacina

Es necesaria contra la pelagra, para el buen estado de la boca, el equilibrio nervioso, para favorecer las facultades intelectuales y normalizar la digestión.

Los alimentos más ricos en esta vitamina son: garbanzos, riñones, asadura, carnes, cacahuates, bacalao salado, hígado, etcétera.

Vitamina E o tocoferol

Su acción específica es en contra de la esterilidad e hipertensión, la angina de pecho y también favorece la cicatrización.

Esta vitamina la podemos encontrar en las verduras, especialmente en la lechuga, carnes frescas, tomate, aceite de oliva, trigos sin cascarilla, etcétera.

Las calorías necesarias

Se denomina caloría a la energía necesaria para elevar en un grado la temperatura de un kilogramo de agua. Esta unidad se utiliza también para expresar la energía calórica o energética de los alimentos.

Cada persona, según sus características, precisa de un número adecuado de calorías al día; el sobrante se acumula en forma de grasas de reserva.

Se calcula que por término medio un adulto precisa de 2 700 a 3 000 calorías diarias, por lo que una persona que quiera practicar el yoga de una manera adecuada, debe preocuparse por su alimentación, la cual debe consistir en una dieta balanceada siguiendo nuestra regla de oro.

Con ello, no estamos queriendo decir que deba ayunar una vez al mes o algo por el estilo; por el contrario, solamente nos referimos a que para mantenerse con un cuerpo adecuado para practicar el yoga, sólo debe cuidar su alimentación, el resto se lo debera y lo obtendrá con la práctica de estos ejercicios.

¿Funciona el yoga?

Se han realizado diversos estudios para determinar si esta técnica nos proporciona los resultados que dice tener, pero de entre todas destaca la investigación dirigida por neurofisiólogos del Instituto Hindú de Ciencias Médicas de Nueva Delhi, quienes determinaron en 1957 que el yoga puede ser muy eficaz para reforzar el poder de la voluntad y la concentración, así como en el tratamiento de trastornos corporales. Estos hallazgos fueron apoyados en los años setenta del siglo pasado por el trabajo de los médicos estadounidenses Alyce y Elmer Green, de la Fundación Menningeer de Topeka, Kansas.

El yoga también puede ayudar en el tratamiento del reumatismo, la osteoartritis, los dolores de cabeza, la bronquitis y el asma, según la Asociación Biomédica del Yoga en Gran Bretaña. El yoga ha tenido éxito donde han fracasado los tratamientos convencionales. Prueba de ello es el caso de un aviador estadounidense, quien en seis años de tomar medicamentos, llevar una dieta adecuada y realizar sus ejercicios no había aliviado su hipertensión. Al cabo de seis semanas de haber iniciado el relajamiento de yoga, en 1989, su presión sanguínea volvió a la normalidad.

El interés en los poderes del yoga y de la meditación aumentó en Occidente durante los años sesenta del siglo pasado. El profesor Herbert Benson, cardiólogo de la Universidad de Harvard, confirmó en el decenio siguiente su valor terapéutico. Los principios del yoga se usan hoy para reducir el estrés, mejorar el control personal y la postura, y aumentar el bienestar general del cuerpo.

Índice

Esta obra se terminò de imprimir en Octubre de 2011, en Editores, Impresores Fernàndez S.A. de C.V.
Retorno 7 de sur 20 Nº 23 Col. Agrìcola Oriental Mèxico D.F. Se tiraron 1,000 ejemplares màs
sobrantes para reposiciòn, correo electrònico: eif2000@prodigy.net.mx